小学生
中医药传统文化
教育系列

饮食有方

尤睿◎主编

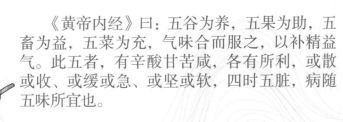

《黄帝内经》曰：五谷为养，五果为助，五
畜为益，五菜为充，气味合而服之，以补精益
气。此五者，有辛酸甘苦咸，各有所利，或散
或收、或缓或急、或坚或软，四时五脏，病随
五味所宜也。

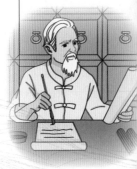

上海科学技术出版社

上海教育出版社

图书在版编目（CIP）数据

饮食有方 / 尤睿主编. -- 上海 ：上海科学技术出
版社 ：上海教育出版社，2021.10
（小学生中医药传统文化教育系列）
ISBN 978-7-5478-5492-1

Ⅰ. ①饮… Ⅱ. ①尤… Ⅲ. ①食物疗法—少儿读物
Ⅳ. ①R247.1-49

中国版本图书馆CIP数据核字(2021)第189300号

饮食有方

尤睿　主编

上海世纪出版（集团）有限公司
上 海 科 学 技 术 出 版 社
上 海 教 育 出 版 社　出版、发行

（上海市闵行区号景路 159 弄 A 座 10F-9F）
邮政编码 201101　www.sstp.cn
上海中华商务联合印刷有限公司印刷
开本 787×1092　1/16　印张 3
字数：50 千字
2021 年 10 月第 1 版　2021 年 10 月第 1 次印刷
ISBN 978-7-5478-5492-1/R·2387
定价：28.00 元

本书如有缺页、错装或坏损等严重质量问题，
请向承印厂联系调换

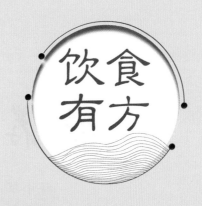

"小学生中医药传统文化教育系列" 编委会

主　编　　　陈凯先

副主编（以姓氏笔画为序）

　　　　　　李　赣　肖　臻　温泽远　缪宏才

编　委（以姓氏笔画为序）

　　　　　　王　平　王丽丽　尤　睿　吴志坤　何哲慧

　　　　　　沈　珺　姜　嵘　娄华英　夏时勇　徐　晶

　　　　　　郭　峰　梁尚华　舒　静　蔡忠铭　潘宗娟

《饮食有方》编写组

主　编　　　尤　睿

副主编　　　陈来秀

编写人员　　韦　敏　宋延辉　计　翔

推荐语

　　一株小草改变世界，一枚银针联通中西，一缕药香跨越古今……中医药学是我国原创的医学科学。它朴实无华，起源于我们祖先的生活实践，千百年来从我国传统文化丰腴的母体中源源不断地汲取着养料，慢慢积淀了深厚的内涵和功力，佑护着中华民族的繁衍昌盛和健康。

　　宝贵的中医药文化需要传承、创新和发展。近年来，中医药文化进校园已成为弘扬和传承中华优秀传统文化、普及中医药文化知识、提升青少年的文化自信与健康素养的重要措施。上海的一些中小学和校外教育机构，通过校本课程和创新实验室等形式，组织了丰富多样的科普活动，帮助学生在了解传统中医药学的知识、感受中医药文化无穷魅力的同时，促进其与现代健康理念、运动健身、合理膳食和心理健康的全面融合，养成文明健康的生活习惯。

　　这套"小学生中医药传统文化教育系列"，反映了各具特色的上海中医药教育成果，图文有趣生动，适合小学生口味，值得推广。

倪闽景

2020 年金秋

（倪闽景为上海市教育委员会副主任）

致小读者

亲爱的同学：

提起中医药，你会想到什么？是年逾古稀的老中医，还是苦涩难咽的汤药丸药？其实，这样的联想失之偏颇。中医药是一种文化，它早已融入我们民族的血脉之中，渗透于日常生活的方方面面。无论是运动起居，抑或是衣食住行，我们都在不知不觉中分享着博大精深的中医药文化的智慧之果。

中医药学是我国原创的医学科学，是我们祖先在长期的生活和生产实践中发掘并不断丰富的宝藏。习近平总书记指出："中医药学包含着中华民族几千年的健康养生理念及其实践经验，是中华文明的一个瑰宝，凝聚着中国人民和中华民族的博大智慧。"一部人类文明发展史，记载了各种医学、药学的诞生与消亡，唯独中华民族创造的中医药学，拥有完整的理论基础与临床体系，历经数千年风雨而不倒，根深叶茂，为中华民族的繁衍昌盛做出了巨大贡献，对世界文明的进步产生了重大影响。当今时代，随着科学技术的迅猛发展，越来越多的医学专家意识到，中医药学的基本理念和方法与未来医学发展方向高度一致，是最有希望成为以我国为主导取得原始创新突破、对世界科技和医学发展产生重大影响的学科领域。中医药学的理论价值和神奇疗效，正不断为国际社会所重视，在许多国家和地区掀起了"中医热"。

在这样的宏观背景下，2019年10月，党中央和国务院再次明确提出：切实把中医药这一祖先留给我们的宝贵财富继承好、发展好、利用好。传承创新发展中医药是新时代中国特色社会主义事业的重要内容，是中华民族伟大复兴的大事。实施中医药文化传播行动，把中医药文化贯穿国民教育始终，使中医药成为群众促进健康的文化自觉。

这套"小学生中医药传统文化教育系列"，就是为小学生了解中医药传统文化，汲取生活中的中医药常识，学会用中医药学的理念关爱自己、关心家人，而专门组织中医药专家和学校老师共同编撰的。每一册的主题都是在一些学校多年开设相关课程的基础上精选而成，聚焦于小学生的视域，伴随着时代的脉动。这套系列将中医学关于人与自然和谐相处的辩证思想、中国历史上的名医名方、中医药对生活和人的身心影响、简单方便易于上手的中医保健和治疗方法等，融入有趣的故事和活动中，让我们的小读者通过阅读和体验，不仅得到科学精神的熏陶，学到中医学思想与方法，更能唤起并不断加深对祖国、对生活、对生命的热爱。

亲爱的朋友，建议你在阅读过程中随时记下自己的点滴收获和体会，并与同伴分享和交流。如果有什么新的发现和好的建议，别忘记及时告诉编写团队的大朋友，让我们为传承和弘扬中医药优秀传统文化而共同努力吧！

你的大朋友　陳凱先

2020 年初夏

（陈凯先为中国科学院院士，上海市科学技术协会原主席，上海中医药大学原校长）

目 录

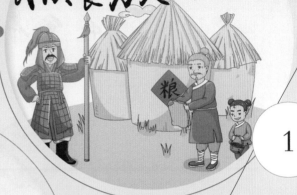
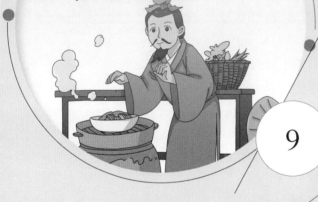
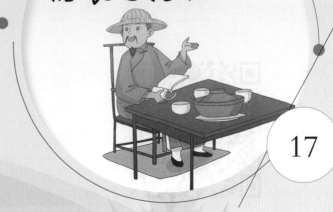

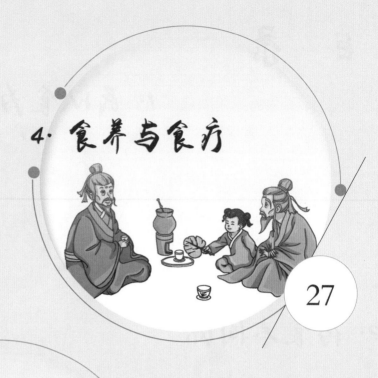
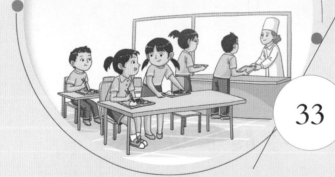

扫码，更多精彩与你分享

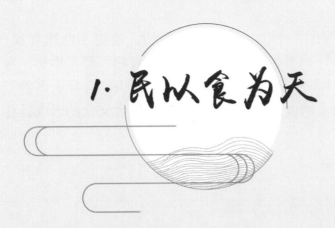

1. 民以食为天

饮食是人类赖以生存的必要条件。人体所需的各种营养，主要是通过饮食摄取的。食物中含有蛋白质、脂肪、碳水化合物、多种矿物质和维生素等，都是身体必需的营养元素。饮食不当，就会影响我们身体的健康。千百年来，起步于"填饱肚皮"，围绕"吃什么""怎样吃""吃得好"形成的中华饮食文化，博大精深，在世界上享有盛誉。

"民以食为天"的出处

"民以食为天"是一句广为流传的成语，意思是说，老百姓以粮食为生存之根本。你知道这句成语的出处吗？据《史记·郦生陆贾列传》记载，楚汉之争时，刘邦被项羽困在成皋。刘邦想要放弃成皋，谋士郦食其劝说道："我听说知天命者为王。王者以民为天，而民以食为天。对于老百姓来说，粮食是最重要的。敖仓作为全国粮食的转运地，储藏了很多粮食，但楚军并没有派重兵驻守。假如大王派兵攻打敖仓，夺得粮食，那就等于争取到了天下的民心。"刘邦听后大悦，立即派兵攻取敖仓，扭转战局。

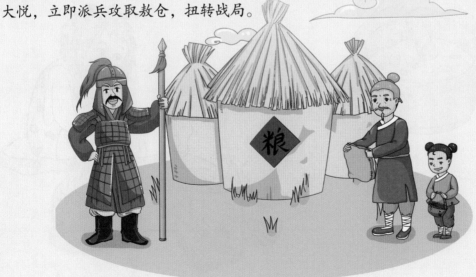

想一想，为什么说夺得粮食就等于争取到了民心？你知道古代有哪些粮食作物吗？

远古时期，我们的祖先为了活下去、为了种族繁衍，需要不断地寻找、发现、尝试能吃的食物。但一开始不会用火，只能吃生的食物，经常生病，寿命也不长。后来，"燧人氏钻木取火，炮生为熟，令人无腹疾，有异于禽兽"。火的应用，结束了原始人类茹毛饮血的生食习惯，对中华饮食文化的形成具有重要的意义。

古人的烹调法

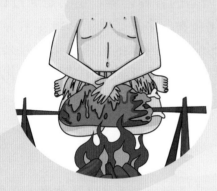

炮，用泥裹住食物后烧烤

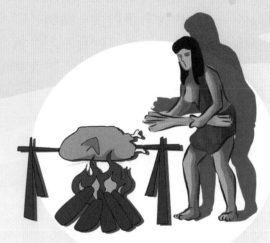

燔，架在火上烧烤

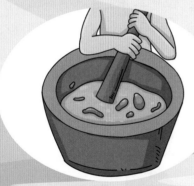

烫，在盛水和食物的石臼里，用烧热的石子把食物烫熟

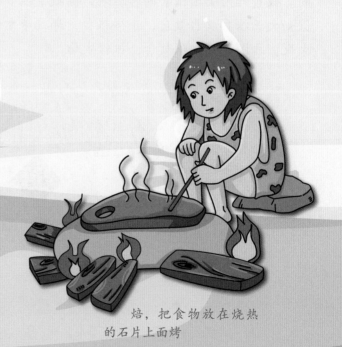

焙，把食物放在烧热的石片上面烤

他们在做啥

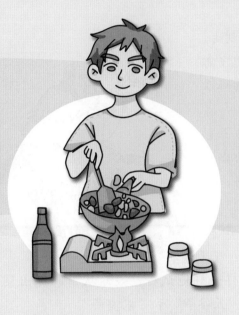

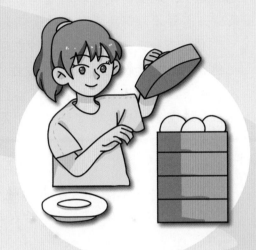

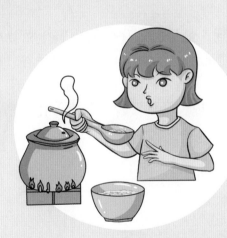

说一说，他们在做啥？你知道"中华料理"还有哪些烹调方法，各有什么优缺点？

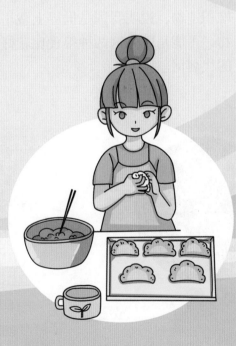

遍尝百草的"农业之神"

神农是我国古代神话传说中农业的开创者。据说他所处的时代，人口繁多，可是天上的飞禽越打越少，地上的走兽越打越稀，所得食物难以果腹。怎样才能解决人们的吃食问题呢？

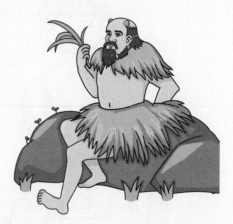

传说有一天，一只神鸟给神农送来一粒五彩九穗谷，他把这粒九穗谷埋进土里，很快长出一片庄稼。庄稼丰收了，神农摘下谷穗搓了搓，把谷粒放进嘴里，感觉非常好吃。于是他带领百姓用斧头、锄头、耒耜等生产工具开垦土地，种起了谷子。

后来，神农采集各种草木的种子，一样一样地试种，最后从中筛选出稻、黍、稷、麦、菽"五谷"，所以后人尊他为"五谷爷"和"农皇爷"。

从神农的传说里，我们可以了解到，最早的农作物是由野生植物驯化而来。考古学家曾在浙江余姚的河姆渡遗址发现了约7000年前的稻谷、稻壳等堆积遗物，说明我国是世界上栽培稻的起源地之一。古人常用"稻粱"指代谷物，可能是因为这两种粮食比较好吃，又以"膏粱"及"粱肉"作为精美膳食的代名词。

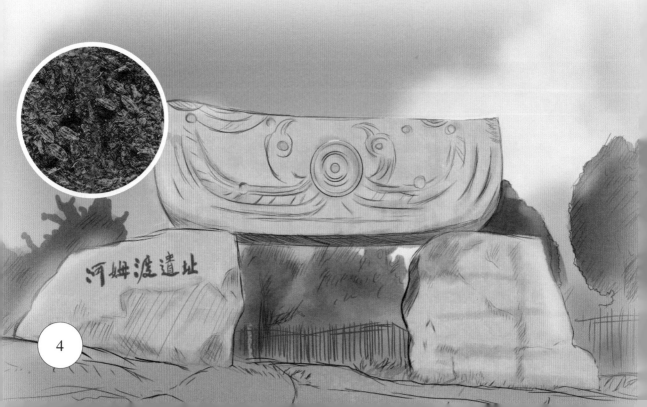

河姆渡遗址

古代先民的荤食与蔬菜

原始农业的兴旺带动了家畜饲养的发展。中国古代"六畜"指马、牛、羊、鸡、狗和猪，其中较早驯化成功的是狗和猪。因为马、牛能负重致远，羊则比较贵重，所以人们最普遍食用的是猪、狗、鸡等禽畜的肉。

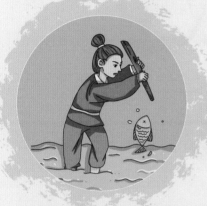

当时鱼类资源丰富，人们从用手捉鱼或用石块、木棍击鱼发展到用鱼叉、渔网捉鱼，甚至车水堵鱼。

古代饮食尤其尊崇礼制，食物规格分为三六九等，国君食牛肉，士有资格吃鱼和猪肉，庶民平常日子只能以菜果腹。据考证，约在2000多年前，我国已有人工养鱼业。

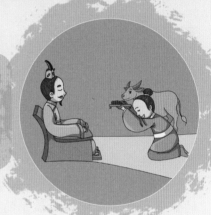

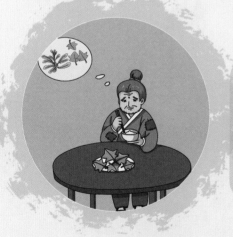

那时候的蔬菜种类极少，西周时期常见的蔬菜有20余种，如荇菜、韭菜、荠菜等，其中不少到近代已不为人们食用，如藿（大豆苗的嫩叶）等，可见当时蔬菜种类的贫乏。

经过漫长的历史岁月，中华民族逐渐形成了以植物性食物为主（主食是五谷，辅食是蔬菜，外加少量肉食），以熟食、热食为主的传统饮食习俗。请你想一想，这是为什么？

我国果木资源丰富，桃、杏、梨、李、山楂、柿子和柑橘等水果很早就出现在了中国人的餐桌上。其中不少传到国外，如桃传至印度，被称为"汉持来"。杏从中国传入波斯，再经亚美尼亚传到希腊，所以希腊语中把杏称为"亚美尼亚苹果"。

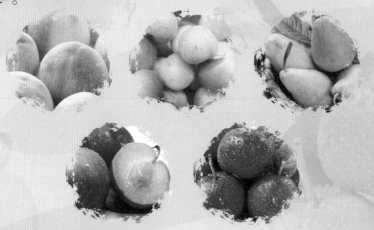

酒的来历与故事

受到含糖野果自然发酵成酒的启示，我们的祖先学会了利用野果酿造果酒。现有的文献与考古资料表明，我国是世界上最早开始酿酒的国家之一，很可能最晚在夏代就已具有人工酿酒的技术。而到了商代，用谷物酿酒已经十分普遍。周代已设立"酒正""浆人"等专管酿造的酒官，酒成为喜庆场合必不可少的饮料。

古人认为，酒具有"通血脉，温肠胃，御风寒"的保健功效。在中医学最早的经典著作《黄帝内经》里面有一个篇目为《汤液醪醴论》，专门论述了酒的疗效："自古圣人之作汤液醪醴者，以为备耳。"又说："邪气时至，服之万全。"可见古人把酒作为常备的"药品"，以备急需。

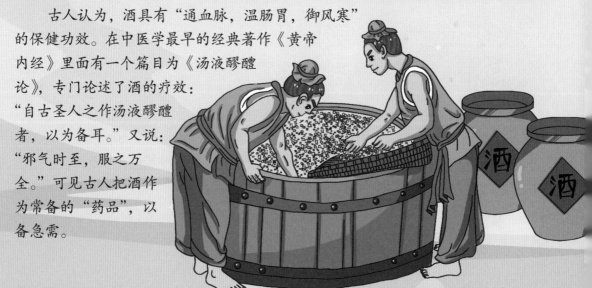

注：饮酒要适量，过量会对身体造成伤害。未成年人不得饮酒、喝含酒精的饮品。我国法律规定，商户不能向未成年人出售烟酒。成年人也切忌贪杯，以免伤身误事。

在源远流长的中华饮食文化中，养生保健是不可或缺的内容。顾名思义，所谓"饮食"，就是摄取用以维持人体生命活动的物质；而"养生保健"，则是保养生命健康的意思，两者显然是密不可分的。

发明中药汤液法的"厨圣"

商代伊尹，是奴隶出身，原本连名字都没有，因为生于伊水而取伊姓。后来他靠着一手好厨艺，竟改变命运成了一代名相，后世遂以其官职为名，称他为伊尹。

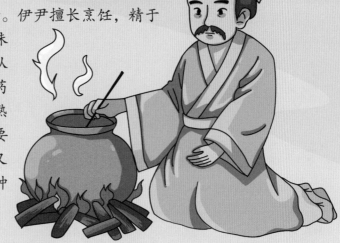

伊尹聪明颖慧，勤学上进，曾辅助商汤打败了夏桀，为商朝的建立立下了不朽功勋。伊尹擅长烹饪，精于调和五味，尤其善于煲制美味的汤羹，被誉为"厨圣"。他从汤羹中得到启发，发明了中药汤液法，使中药从生药转变为熟药。这是中医药发展的一个重要环节，熟药既可减轻副作用，又便于服用和发挥药效，也使多种药物组合成方得以成为现实。

孔夫子的"八不食"原则

孔子不仅是我国著名的思想家、政治家、教育家，被联合国教科文组织评为"世界十大文化名人"之首，他也是一位养生达人。尽管后世对他提出的"食不厌精，脍不厌细"有不同的解释，但对他观点的根本用意的理解没有歧义，那就是孔子强调饮食要以确保对身体健康有利为宜。

孔子提出"八不食"原则，你同意他的观点吗？

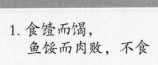

原　文	译　文
1. 食饐而餲， 鱼馁而肉败，不食	粮食霉烂、鱼肉腐臭，不吃
2. 色恶，不食	变颜色的食物，不吃
3. 臭恶，不食	变了味的食物，不吃
4. 失饪，不食	烹调不当的食物，不吃
5. 不时，不食	不到饮食时间，不吃
6. 割不正，不食	肉切得不方正，不吃（也可以理解为"不合礼仪的食物，不吃"）
7. 不得其酱，不食	调味的酱醋不合适，不吃
8. 沽酒市脯，不食	从市场上买回来的酒和肉脯，不吃

"民以食为天，食以安为先。"从饮食安全的角度出发，让我们一起列出日常生活中的新"八不食"原则：

日常生活中的新"八不食"原则	理　由

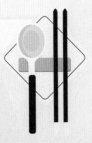

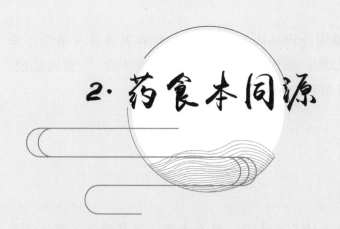

2. 药食本同源

原始社会时期，人类在寻找食物的过程中，必须要品尝各类植物的根、茎、叶、花、果实和种子的不同滋味。他们逐渐发现了各种食物和药物的性味、功效，认识到许多食物可以药用，许多药物也可以食用。这便是中医学所说的"药食同源"理论的基础，也是食物疗法的基础。

"莲藕家族" 的药食两用

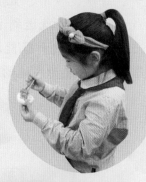

又到了同学们都喜欢的"中华小当家"上课时间啦！大家翘首以待，不知道陈老师会带来什么样的惊喜！只见陈老师不慌不忙地说："先请大家猜个谜语——水面撑绿伞，水下瓜弯弯。掰开看一看，千丝万缕连。"急性子的小胖立刻叫起来："一定是莲藕！"陈老师笑着说道："是的。今天我们就用莲藕来做菜。"

课堂上师生一起动手，洗的洗，切的切，一会儿工夫就做出了糖醋藕片、藕夹肉等美味佳肴。陈老师又说："请大家想一想，莲藕还能做什么呢？"语文课代表雅文笑吟吟地站起来说道："我在周瘦鹃先生所写的一本书中读到过'说到莲花的实用，花瓣、花须、花房、叶、叶梗、藕、藕节、莲子等，或供食用，或供药用，简直没有一种是废物'。"陈老师高兴地说："雅文说得真好！今天的课后作业就是查一查，'莲藕家族'除了用于做菜之外，还有哪些药用功效。"

温馨小贴士	
藕节 （根茎节部）	收敛止血
莲须 （干燥雄蕊）	清心益肾，涩精止血
荷叶	清暑化湿，升发清阳，凉血止血
莲子	益肾固精，补脾止泻，养心安神
荷梗	解暑清热，理气化湿
……	

唐代医学家孙思邈，是善用食物治病的"药王"。他在其著作《备急千金要方》中首将"食治"立为专篇，指出："安身之本，必资于食。"意思是说，想要身体康健，一定要借助日常食物来达到养护身体的目的。

赈灾济民的"蒸碗"

隋末唐初，孙思邈在秦岭南坡悬壶济世，住在牛背梁猎月坪的一家小饭店里。这一年，长江下游洪水泛滥，瘟疫暴发，大批失去家园的难民沿江北上，来到秦岭深山。饥饿与疾病迅速笼罩了猎月坪地区。

为了缓解缺药少粮的困境，孙思邈与店主便动员健壮的难民上山打野猪、套野羊以疗饥。考虑灾民身体虚弱，不宜直接摄入油腻与腥膻之物，"药王"就把往日采集的当归、肉桂等在石臼里捣成粉末，与野猪肉、野羊肉、木耳、干笋、香菇、萝卜、豆腐等一起盛进小碗置入笼屉，只需蒸个把时辰，一碗碗香气浓郁的美食就送到了灾民的手上。

人们把这种既能满足口腹之欲又能预防疾患的食物，称为"蒸碗"。后来，"蒸碗"遂成为当地的传统特色小吃。

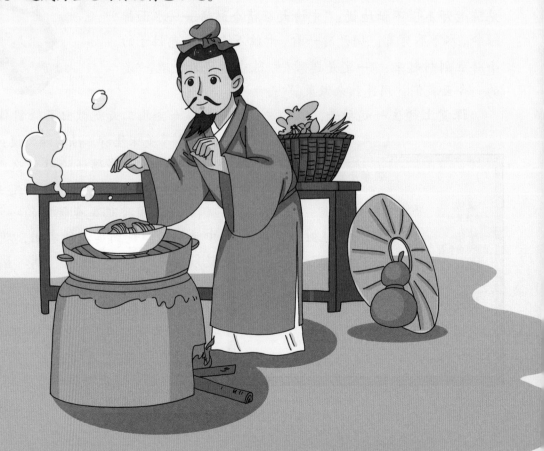

苏东坡的养生之物

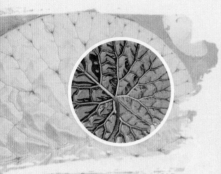

苏东坡不仅是北宋著名的文学家，也是一位美食家兼食疗专家。他直到晚年仍身体康健、才思敏捷。他对食疗养生颇有研究，著有《东坡养生集》传世。

苏东坡对芡实情有独钟，以之为食疗佳品。芡实，为睡莲科一年生植物芡的干燥成熟种仁，中医学认为，其具有益肾固精、补脾止泻、除湿止带等功效。《神农本草经》载芡实"补中，除暴疾，益精气，强志，令耳目聪明"。苏东坡常亲自下厨煮芡实粥服食，称"粥既快养，粥后一觉，妙不可言也"。此外，他还喜欢取熟的芡实一粒，剥去外壳，放入口中，缓缓含嚼，直至津液满口，再鼓漱几遍，徐徐下咽。

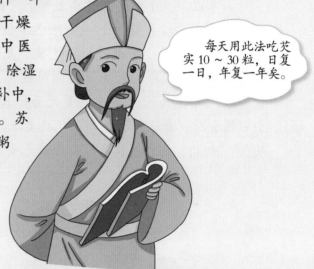

每天用此法吃芡实10～30粒，日复一日，年复一年矣。

粥是中华传统饮食的重要部分，其历史久远，早在《周书》中就有记载"黄帝始烹谷为粥"。南宋著名诗人陆游也推荐食粥养生，认为能延年益寿。他曾作《食粥》诗一首："世人个个学长年，不悟长年在目前。我得宛丘平易法，只将食粥致神仙。"

学做养生粥

利用节假日，让我们在家人的帮助下寻找合适的食材，煲一份充满爱心的养生粥吧！

粥　　名：
食　　材：
制作步骤：
自我评价：

"空腹食之为食物，患者食之为药物"，很多食物和药物之间并无明显界限。食物与药物一样，也具有寒、凉、温、热四性。日常饮食中注意食物的性能，有利于身体健康。

冬吃萝卜夏吃姜

入冬以来，小杰发现餐桌上萝卜"出镜"的频率高了起来，如葱油萝卜丝、鲍汁萝卜块、排骨炖萝卜……他忍不住问奶奶："奶奶，您特别爱吃萝卜吗？"奶奶笑着说："你没听说过'冬吃萝卜夏吃姜，不找医生开药方'的老话吗？冬季天气干燥又寒冷，人的活动相对较少，易生痰热，食用萝卜可清热化痰、消积除胀。"小杰又问："那么，夏天为什么要吃姜呢？"奶奶答道："夏季炎热，人们习惯贪凉，喜服寒凉之品，吃些姜既可升阳助阳，又可温中祛寒。"小杰点着头说："奶奶，您懂得真多！以后我也要学一点中医药文化知识。"

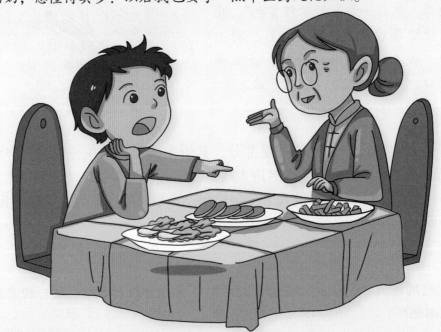

根据中医学理论，人体必须保持相对的阴阳平衡，才能维持正常的生理活动，从而达到精力充沛、身体健康。"冬吃萝卜夏吃姜"，就是民间依据这两种食品的寒热之性总结出来的养生谚语。

姜是姜科多年生的草本植物，根茎部分可食用，是家家户户厨房里的必备品。"宁可三日无食，不可一日无姜""饭不香，吃生姜"，说的是姜除了烹调时可去腥、增香外，它还有很好的药用价值。

"姜家"三兄弟

生姜，指姜的新鲜根茎。味辛，性微温。具有散寒解表、温中止呕、温肺止咳的功效。常用于风寒感冒、呕吐、肺寒咳嗽。

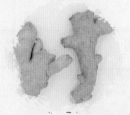

生姜长于发散风寒，又能温中止呕。

干姜，指姜的干燥根茎。味辛，性热。具有温中散寒、回阳通脉、温肺化饮的功效。常用于脾胃虚寒证、亡阳证、寒饮喘咳。

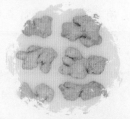

干姜辛热，燥烈之性较强，长于温中回阳、温肺化饮。

炮姜，是姜根茎的炮制品。味苦、涩，性温。具有温经止血、温中止痛的功效。常用于虚寒出血证和腹痛、腹泻。

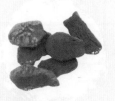

炮姜苦温，辛散作用大减，善能温中止痛，兼能止泻。

古人有"生姜走而不守，干姜能走能守，炮姜守而不走"的说法，因温热程度不同，三兄弟的性情也各不相同。此外，生姜皮味辛性凉，具有利尿消肿的功效，是"姜家"门中特立独行的一位。

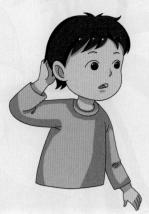

原来同一种食物，炮制加工方法不同，食性会发生变化！

中医学认为，凡属于寒凉性食物，多具有滋阴、清热、泻火、凉血、解毒等作用，如苦瓜、梨、西瓜等；凡属于温热性食物，多具有温经、助阳、活血、通络、散寒等作用，如韭菜、羊肉、花椒等；还有很多食物，寒热之性不明显，称为"平性"，如莲子、玉米、怀山药等。在常见食物中，平性食物最多，温热性食物次之，寒凉性食物较少。

食物不仅具有"四性"，还具有酸、苦、甘、辛、咸五种不同味道，称为"五味"。五味最初是根据味觉来确定的，但随着人们对食物认识的不断深入，逐步发展成为抽象的概念，用以反映食物的功效和特性。

酸	能收、能涩，有收敛、固涩等作用
苦	能泄、能燥，有清热、降泄、燥湿等作用
甘	能补、能和、能缓，有补虚、和中、调和等作用
辛	能散、能行，有发散行气、行血等作用
咸	能下、能软，有软坚散结、泻下通便等作用

过食五味可致病

明代著名医学家李时珍年轻时患眼病，但一直找不到病因。后来他渐渐发觉年年复发的眼疾，竟与自己平时特别爱吃胡椒有关。停食胡椒一段时间，眼病就能不治而愈。康复后若继续食用，又会出现双目干涩、视力模糊的症状。为此，他在《本草纲目》中指出："胡椒大辛热，纯阳之物……时珍自少嗜之，岁岁病目，而不疑及也。后渐知其弊，遂痛绝之，目病亦止。"

胡椒不仅是调味品，还是一种常用的中药，具有温中散寒、下气消痰之效，可治疗胃寒腹痛、呕吐泄泻等。

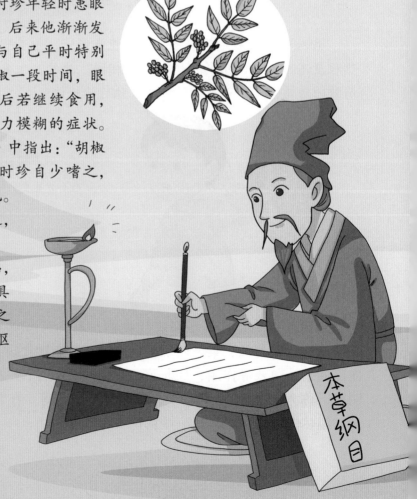

吃糖会引起肥胖吗

你喜欢吃糖吗？糖与人类结缘甚早。早在远古时期，我们的祖先就已经知道从果实和蜂蜜中摄取甜味。后来，又学会从谷物中制取饴糖等。《诗经·大雅》中有"周原膴膴，堇荼如饴"的诗句，意思是说，周邦的土地十分肥美，连堇葵和苦菜也像饴糖一样甜，说明远在先秦时期就已有饴糖。

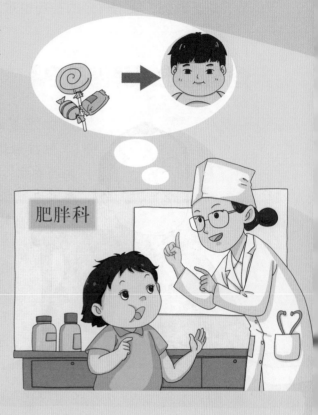

糖（碳水化合物）是人体三大营养素之一，适量摄入、掌握好吃糖的时机，对人体是有益的。单纯性肥胖症是由于总热量的摄入与消耗之间失去平衡所致，不能把肥胖简单归结于糖。但是，吃过多甜食，会使人产生饱腹感，影响食物的摄入量，进而导致多种营养素的缺乏。为了避免龋齿、近视等疾病，世界卫生组织呼吁家长，不要让孩子吃太多的甜食。

高糖高油的食物要少吃

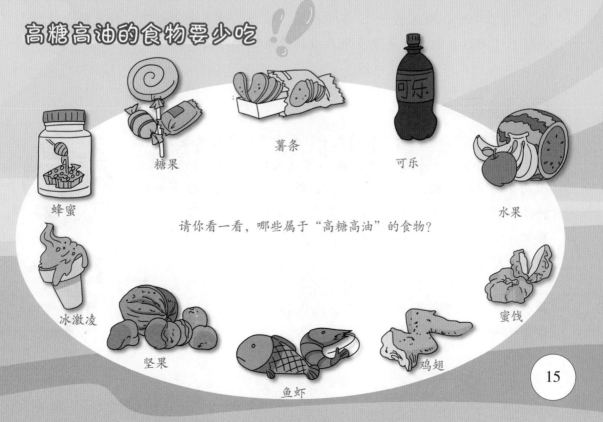

蜂蜜　　糖果　　薯条　　可乐　　水果

冰激凌　　坚果　　鱼虾　　鸡翅　　蜜饯

请你看一看，哪些属于"高糖高油"的食物？

随着现代人生活水平的提高，有些人认为服用大量滋补性药品可以养生、延缓衰老，这显然是错误的。养生是一个系统性工程，生活不规律、饮食不节、缺乏锻炼，服用再多的补药也难以延年益寿，有时还会适得其反。

金医师的"无药养生"

90多岁的"国医大师"金世元，被誉为"国药泰斗"。他接触过的名贵中药不计其数，但是却十分推崇"无药养生"。在16岁当学徒时，他听说药庄里制作的"参茸丸"很补，就偷偷掰了一块吃。没想到，3个小时以后他感到头痛欲裂。师兄训他道："你年纪轻轻的，哪能吃补药！"20多岁时，他赶巧碰上有家药行宰鹿，就跟着美美饱餐了一顿。可是回家以后他全身胀痛，鼻子流血不止……这两件事给他深刻教训：再好的补药，也不能随便吃。

对于饮食，金医师说："粗茶淡饭就很好。"在他看来，饮食太过精细不好，而吃得太单一也不利于健康。"什么都吃，从不挑食"，多吃蔬菜、水果，适当食用粗粮，补充膳食纤维，晚餐只吃七八分饱，都是他多年养成的健康饮食习惯。

多晒太阳巧补钙

钙是人体最重要的矿物质之一，青少年处于生长发育期，需要适当补钙。一般情况下，我们可以采用饮食补钙的方式，因为食物中除了钙，还有其他丰富的营养素，可以全面平衡地补给营养。补钙效果好的食物有虾皮、动物瘦肉、坚果、深色蔬菜、鱼肉、奶制品和豆制品，常吃含柠檬酸的水果（如柠檬、柑橘、梅子等）也有助于钙的吸收。

除了注意健康饮食外，我们还要多参加户外运动哦！告诉你一个小秘密，晒太阳可以加快人体内维生素D的合成，促进体内钙的吸收和利用。

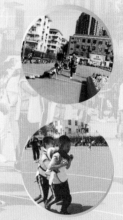

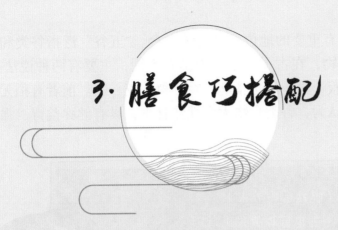

3. 膳食巧搭配

中医学最早的经典著作《黄帝内经》指出，中国人的饮食结构应以"五谷为养，五果为助，五畜为益，五菜为充，气味合而服之，以补精益气"。其宗旨就是要利用各种各样的食物，互相搭配，取长补短，从而保持人体所需的多种营养。这与现代营养学平衡膳食或合理膳食的基本观点是不谋而合的。

样样都吃才健康

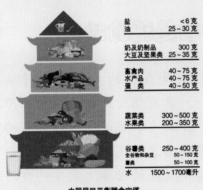

盐	<6克
油	25~30克
奶及奶制品	300克
大豆及坚果类	25~35克
畜禽肉	40~75克
水产品	40~75克
蛋 类	40~50克
蔬菜类	300~500克
水果类	200~350克
谷薯类	250~400克
全谷物和杂豆	50~150克
薯类	50~100克
水	1500~1700毫升

中国居民平衡膳食宝塔

平衡膳食是指选择多种食物，进行适当搭配，以满足人体对能量及各种营养素的需求。

不同食物所含的营养素是不一样的，如动物性食物、豆类食物富含优质蛋白质；蔬菜、水果类食物多含维生素、矿物质及膳食纤维；谷类、薯类和杂豆类食物主要含碳水化合物。

这些营养素之间能相互配合，相互制约，如碳水化合物可代谢转变为脂肪、氨基酸；脂肪能促进多种维生素的吸收；微量元素通过与蛋白质、维生素结合发挥重要作用；等等。

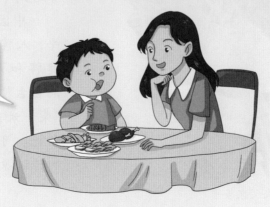

当初，我们的祖先从树上下来，不是来吃素的！我就喜欢吃肉！

样样都吃才健康！

请你说说偏食、挑食的危害。

谷类在我国的膳食中占有重要的地位，是传统主食。"五谷"泛指谷类和杂豆类，具体指哪些粮食作物，在古书的记载中稍有不同，主要有两种说法：一种是指稻、黍、稷、麦、菽，另一种是指麻、黍、稷、麦、菽。前者有稻无麻，后者有麻无稻。中医学认为，谷类食物大多性味甘平，具有健脾益胃、强壮益气的功效。

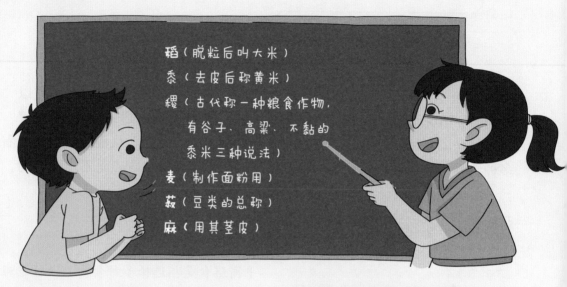

稻（脱粒后叫大米）
黍（去皮后称黄米）
稷（古代称一种粮食作物，有谷子、高粱、不黏的黍米三种说法）
麦（制作面粉用）
菽（豆类的总称）
麻（用其茎皮）

中国是稻的故乡

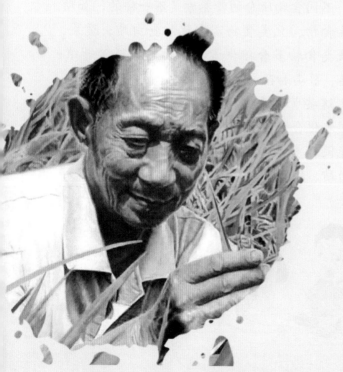

世界杂交水稻之父袁隆平

稻是我国的主要粮食作物之一，具有悠久的种植和食用历史。2004年，湖南永州道县玉蟾岩遗址出土了几粒炭化稻米。这是迄今发现的世界上最早的栽培稻标本，将人类栽培水稻的历史推进到1.2万年前。

中医学认为，米饭味甘，性平，入脾、胃经，具有补中益气、健脾和胃、除烦渴的功效。民间自古便有"开门七件事"——"柴、米、油、盐、酱、醋、茶"之说。可见中国人以米饭为主食的传统源远流长。

面食的食养之功

在我们日常生活中，用小麦制成的面食品种，可以说是数不胜数。明代著名医药学家李时珍曰："小麦面修治食品甚多，惟蒸饼其来最古，是酵糟发成单面所造，丸药所须，且能治疾，而本草不载，亦一缺也。"他认为以往医书没有收载这类加工过的食物是一大缺憾，所以他把蒸饼收进了《本草纲目》。也就是说，李时珍认为蒸饼等面食是有食养、食疗作用的。

《本草拾遗》说："小麦面，补虚，实人肤体，后肠胃，强气力。"中国的面食文化博大精深，种类繁多，各具独特风味。

你会做什么面食吗？和小伙伴交流一下。

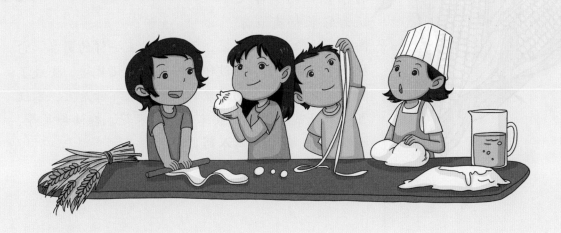

"豆氏大家族"

五谷中的"菽"指的是豆类植物，豆类植物是一个大家族。我们平时吃的豆类品种特别多，青、赤、黄、白、黑，五色俱全，形态各异。

大豆是豆中之王，富含蛋白质、脂肪等，且所含氨基酸较全，尤其富含赖氨酸，正好补充了谷物赖氨酸不足的缺陷，故我国人民一向以谷豆混食为科学的膳食方法。

黑豆是大豆的亲兄弟，在植物中蛋白质含量最高、品质最好。绿豆具有清热解毒、清暑利水的功效，在炎热的夏天，绿豆粥、绿豆汤、绿豆冷饮等，都是受欢迎的消暑美食。叫"红豆"的豆类比较多，如生于南方的相思子，有毒，不能随便食用；人们日常煮粥、制豆沙的是赤豆，又叫"红小豆"，赤豆汤民间用来补血，常与红枣、桂圆同煮。

高粱和玉米

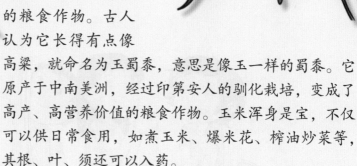

高粱和玉米，属于五谷中的黍、稷类。

高粱又称"蜀黍"，据说一开始种植在四川（蜀），后来遍植于我国北方地区。高粱米有粳性和糯性两种，口感都不够好，现在日常生活中已经不常食用了。但用高粱酿酒是我国制酒的一大特色。

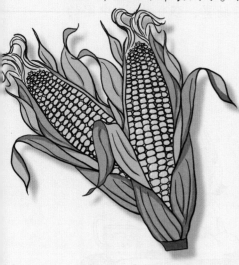

玉米又称"玉蜀黍"，是一种外来的粮食作物。古人认为它长得有点像高粱，就命名为玉蜀黍，意思是像玉一样的蜀黍。它原产于中南美洲，经过印第安人的驯化栽培，变成了高产、高营养价值的粮食作物。玉米浑身是宝，不仅可以供日常食用，如煮玉米、爆米花、榨油炒菜等，其根、叶、须还可以入药。

被医家收入谷部的薏苡仁

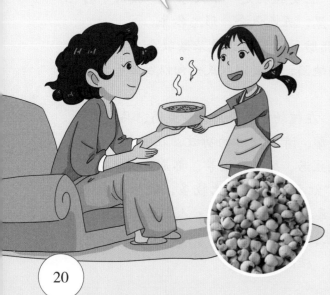

妈妈，请您品尝我做的薏米红豆汤！

生活中，我们还会碰到一些叫米不是米的食物，如"薏米"，也就是"薏苡仁"。李时珍在《本草纲目》中，将薏苡仁收于谷部。

薏苡仁被誉为"世界禾本科植物之王"，在我国栽培的历史很长，浙江河姆渡文化遗址出土过大量稻谷，就发现有薏苡仁的种子。薏苡仁的营养价值很高，所以常作为久病体虚、病后恢复者的保健食品。现代医学研究证明，薏苡仁有抗肿瘤、抑制横纹肌收缩、降血糖等作用。

我国是粮食的生产和消费大国，党和政府一向十分重视粮食问题。"我国用占全世界9%的耕地、6.4%的淡水资源，养活了近20%的人口"，这是一种骄傲，更是一种担当。 2020年8月，习近平总书记对制止餐饮浪费行为做出重要指示，强调要切实培养节约习惯，在全社会营造浪费可耻、节约为荣的氛围。

亲，请参加"光盘行动"

为了减少"舌尖上的浪费"，一群热心公益的人发起了"吃光盘子中的食物"的光盘行动。其行动的宗旨：在餐厅按需点菜，在食堂按需打饭，在家按需做饭。餐厅不多点，食堂不多打，厨房不多做，养成生活中珍惜粮食、厉行节约、反对浪费的习惯。

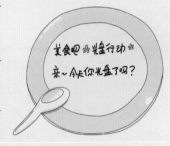

珍惜粮食、节约粮食，是我们中华民族的传统美德之一。光盘行动倡导厉行节约，反对铺张浪费，得到全社会的支持。

我们要从小养成珍惜粮食、节约粮食的习惯。在学校，要珍惜营养午餐，按需取食、努力光盘；在家里，要吃多少做多少，吃多少盛多少；在饭店餐馆，要吃多少点多少，吃不了就打包。

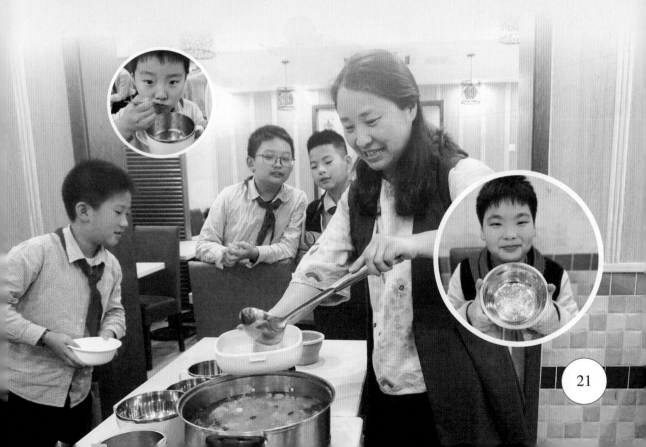

在神农之前的采集狩猎时代，禽畜类食物是我们祖先的主食。"二足而羽谓之禽""四足而毛谓之兽"，而《黄帝内经》"五畜为益"中的五畜，是指牛、羊、豕（猪）、鸡和犬（狗）。也就是说，五畜类既包括畜肉类，也包括禽肉类，即我们传统饮食中的副食品。据说，古人认为食肉不仅可以解决饱腹之需，还可以增强人的勇气。

喜欢"吃肉"的绿林好汉

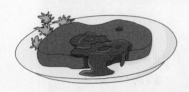

在我国古代小说中，大凡英雄好汉都推崇"大块吃肉、大口喝酒"，以显示豪爽、有气派。看过《水浒传》的人都知道，各路豪杰去到酒家，莫不要切两斤牛肉下酒的，而且要上好黄牛肉，烹调成方方正正的酱牛肉干。有一回李逵去店里吃牛肉，酒保回说没有，他还气得哇哇大叫。有人做过统计，在整部《水浒传》中，涉及屠宰、吃肉的场景达200多处，其中明确指出吃的是牛肉的，多达48处。

中医学认为，牛肉味甘，性平，具有补脾胃、益气血、强筋骨的功效。

你喜欢吃牛肉吗？怎么吃？为什么？

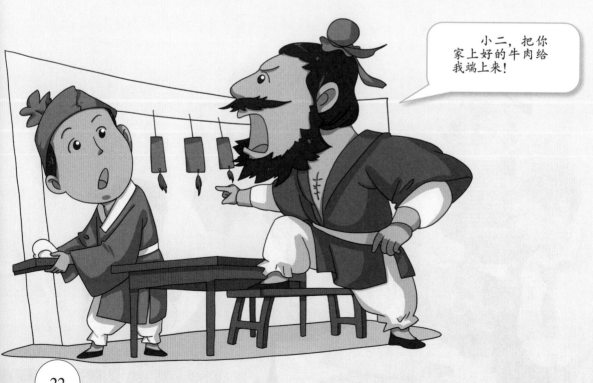

小二，把你家上好的牛肉给我端上来！

你听说过"宁吃飞禽四两，不吃走兽半斤"这句老话吗？与畜肉类食物相比，禽肉类脂肪含量较少，且熔点较低，含20%的亚油酸，易于消化吸收；蛋白质的氨基酸组成接近人体需要，肉质细腻且含氮浸出物多，加工后汤味鲜美，特别适合体弱年老者和儿童食用。

享誉全球的北京烤鸭

北京烤鸭是一道享誉全球的中华名肴。其选用优质肉食鸭，用果木炭火烤制，色泽红润，肉质肥而不腻，外脆里嫩。20世纪70年代，美国基辛格博士访华，打通了中美对话的渠道，也在美国掀起了"中国热"。许多华人餐馆销售的"北京烤鸭"出现了"一鸭难求"的火爆场景。但是在加州的烤鸭店却一度遭遇食品检察官的查封，理由是当地"食品管理法"规定食品加工后，必须经过冷藏或热藏，以预防细菌感染。后来华人餐饮协会在律师的帮助下，用科学的手段证明了北京烤鸭在挂炉高温烤制后，表皮干燥酥脆，不适宜细菌生长繁殖，完全符合食品卫生的要求。

最有趣的是，前来进行食品安全检验的专家，挡不住送检美食的诱惑。检验工作刚结束，他们就迫不及待地把送检的烤鸭全部吃完了。

美味!

中医学认为，畜肉类食物属于"血肉有情之物"，比谷、果、蔬等草木之类的食物对人体的补益作用更强，阴阳气血俱补。但我们在食用此类食物时，要注意荤素搭配，千万不要贪恋满足口腹之快，影响身体健康。

"五菜"，原指葵、韭、薤、藿、葱五种蔬菜。古人认为，五菜能补充五谷的不足，辅助谷气，疏通壅滞。实际上，蔬菜的种类还有很多，富含多种营养，是人体所需的维生素、矿物质、碳水化合物的重要来源。

从远古走来的韭菜

韭菜，你吃过吗？这是一种从远古走来的传统蔬菜，被列为"五菜"之一。因它长得与麦苗有点相似，所以常有城里人认错"出洋相"的段子。初春时节的韭菜口感最好，晚秋次之，夏季最差，故民间有"春食则香，夏食则臭"之说。

韭菜性温，味辛，具有温中行气、散瘀活血、解毒、补虚益阳、调和脏腑的功效。但阴虚内热、疮疡及目疾患者忌食。

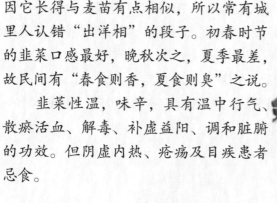

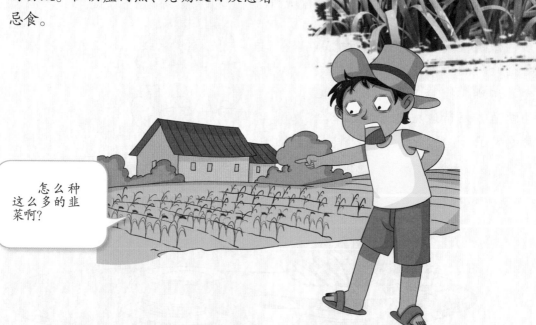

怎么种这么多的韭菜啊？

现在餐桌上很多常见的蔬菜，如茄子、黄瓜、扁豆、菠菜等，都是在汉代至唐宋时期陆续从国外引进来的。茄子，原产于印度。黄瓜传入我国的时间比茄子晚些，初名叫胡瓜，现在有的地方还保留这种叫法。扁豆原产于亚洲南部地区，魏晋南北朝时传入我国。菠菜是唐代由泥婆罗国（今尼泊尔）传入的，最初叫菠薐菜，后简称菠菜。

白菜与茭白

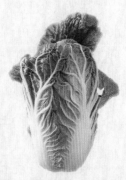

白菜和茭白，是我国人民自行栽培养育的蔬菜品种。

白菜，古代称为"菘"，新石器时期的西安半坡遗址就出土过白菜籽，说明白菜的栽培距今有六七千年了。但古代的菘与今日的白菜不能同日而语，经历代不断改良，白菜才长成了今天的模样。

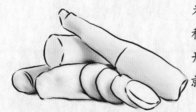

茭白，古代称为"菰"。唐代以前，菰被当作粮食作物栽培，它的种子叫菰米。后来人们发现，有些菰因感染上黑粉菌而不抽穗，且植株毫无病象，茎部不断膨大，逐渐形成纺锤形的肉质茎，这就是现在食用的茭白。宋代以后，菰就作为蔬菜予以培育了。

蔬菜可分为根菜类、茎菜类、叶菜类、花菜类、果菜类，是人体所需的维生素和矿物质的重要来源。

"蔬食第一"

清代文人李渔是一位美食家，他在《闲情偶寄》中提出了"蔬食第一，谷食第二，肉食第三"的主张。他说"人能疏远肥腻，食蔬蕨而甘之"，才能收到健康养生之效。他还诙谐地打趣食肉者，因肥脂蒙心，闭塞心窍，而变得愚蠢了。

李渔的说法，代表了中国饮食文化中的某些传统观念。其实，早在远古时期，蔬菜就是我们祖先日常饮食中不可或缺的组成部分，尽管那时候蔬菜的种类很少，甚至把苦味的葫芦叶子当蔬菜吃。"饥馑"一词中的"馑"字，就是指蔬菜歉收。倘若灾荒之年，粮食和蔬菜都短缺，那么黎民百姓就很难维持生计了。

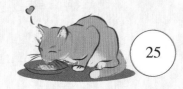

"五果为助"中的"五果"，狭义上指枣、李、杏、栗、桃，亦泛指各种水果和果干，可调整阴阳，补充津液。某些水果或干果还有药用价值，如山楂可防治冠心病，香蕉可抗胃溃疡，杏仁、枇杷可止咳化痰。

让我们来做个漂亮的水果拼盘吧

　　中国的传统饮食文化，不仅讲究"滋、养、补"，还讲究"色、香、味"，用水果制作各种拼盘，给人一种美的享受。制作水果拼盘，首先要有好的命题，然后挑选合适的水果，利用水果的本色，来制作造型生动、形态各异的图案，诱人食欲。

制作步骤：

（1）选　料：从水果的色泽、形状、口味等多方面进行挑选，尽量选用新鲜、不太熟的水果。

（2）构　思：设计图案要注意各色水果的协调搭配，并取个好听的名字。

（3）备盛器：选择一个合适的器皿做底盘。

（4）装　盆：根据构思对水果加工并摆放，最后可以加点干果予以点缀。

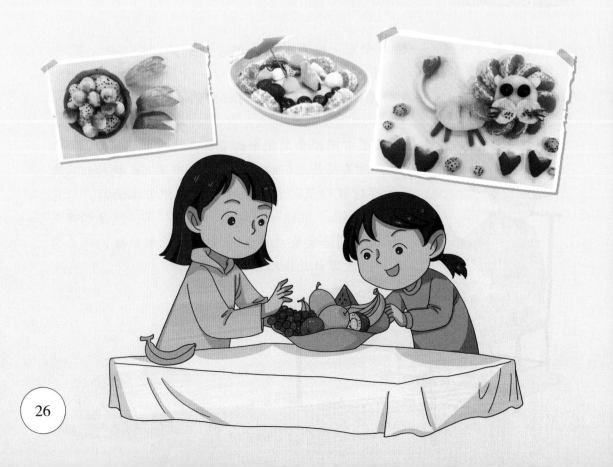

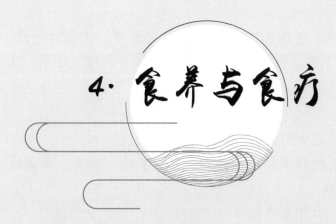

4. 食养与食疗

东汉末年著名医学家张仲景，是中国历史上最杰出的医学家之一，被尊称为"医圣"。他确立的辨证论治法则，受到历代医者的推崇。他也特别强调饮食与养生的关系，"凡饮食滋味以养于生，食之有妨，反能为害……若得宜则益体，害则成疾，以此致危"。他明确指出，饮食之冷热，五味之调和，以适宜为度，方能起到养生作用；反之，于身体有害。

扶正祛邪的中医"食养""食疗"

中医饮食养生，习称"食养""食补"，泛指利用饮食来达到营养机体、保持健康或增进健康的方法。《黄帝内经》说："大毒治病，十去其六……谷肉果菜，食养尽之，无使过之，伤其正也。"说明凡病在急性期宜以药治为主，康复期则以食养、食补为宜。

中医饮食治疗，习称"食疗""食治"，泛指利用饮食来治疗或辅助治疗疾病的方法，其与药物疗法基本一致。

"食养""食疗"在中医古籍中是很难区分的，两者都可以起到扶正祛邪的良好作用。

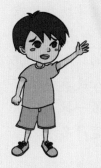

你知道什么是阴阳平衡吗？

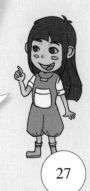

阴阳是古人分析认识事物的一种思维方法。他们认为，世间万物都可以分为阴阳两部分，包括人体。阴盛则阳病，阳盛则阴病，阴阳平衡，人体才能健康。

我国地大物博，物产丰饶，各地的饮食风俗有很大差异。从食材上说，有"南米北面"之分；从风味上看，有"南甜、北咸、东酸、西辣"之别，这是为什么呢？

国务院新闻办公室发布的《中国居民营养与慢性病状况报告（2020年）》数据显示，我国成年居民超重肥胖率超过50%，6～17岁的儿童青少年接近20%，6岁以下的儿童达到10.4%。

有研究指出，总体来说，北方省市的普通型肥胖率要较南方高一些。什么原因导致"北方要比南方胖"呢？原因有很多，其中十分关键的因素是天气和饮食结构的差异。纬度高的地区，由于天气寒冷，人们常常会吃更多、更高热量的食物，并储备成脂肪以应对；加之运动少，代谢也慢，更容易导致肥胖。另外，北方菜的份量大是出了名的，并且北方人还爱"喝一杯"，这些也是导致肥胖的因素。

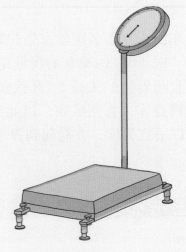

请你说说，肥胖有什么害处。

饮用凉茶的习惯，萌芽于唐代，宋元以后得到广泛传播。古语有云："岭南地卑而湿。"岭南地区气候湿热，冬暖夏长。受其影响，人体易出现"上火"症状，于是，具有清热解毒、生津解渴、祛火除湿等功能的凉茶，逐渐成为岭南人民生活中不可或缺的饮料。2006年，备受岭南人民喜爱的凉茶，入选我国第一批《国家级非物质文化遗产名录》。

中华小当家
凉茶铺

萌妈推荐
红梅生姜
水果茶
荸荠甘蔗胡萝卜水
星悦推荐
一杯凉茶
一份关爱
强壮推荐

28

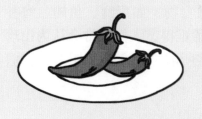

说到四川人，很多人首先想到的就是"爱吃辣"。蜀地潮湿，当地居民喜欢在菜肴中加些辛辣调料以祛湿醒脾。辣虽过瘾，但吃多了不利于身体健康。有资料统计，西南地区胃病发病率位居全国前列。

你知道我国还有哪些地区的居民喜欢吃辣椒吗？有兴趣的话，查一查原因。

在世界各地居民饮食结构中，营养学家首推"地中海饮食"结构。这种特殊的饮食结构强调多吃蔬菜、水果、海鲜、豆类、坚果类食物，其次才是谷类，并且在烹饪过程中使用植物油，尤其提倡用橄榄油。专家认为，其有益心脏和大脑健康，能防止癌症和控制血糖。2013年，联合国教科文组织把"地中海饮食文化"收入《人类非物质文化遗产代表作名录》。

有益健康的"江南饮食"

近年来，我国位于长江中下游的居民不断改进饮食结构，逐步达到"均衡营养、少油控盐、降糖减酸"的健康标准，被专家称为可以与"地中海饮食"媲美的"江南饮食"。

这种饮食结构的特点是：增加粗粮，减少精米、精面；以植物油为主，采用低温烹饪；增加白肉、减少红肉，推荐食用豆制品；丰富蔬菜、水果的品种，保证每日的摄入量；补充适量的坚果、奶类；以蒸、煮、炖、氽、拌为日常烹饪方式，以此最大程度保留食材的营养，并有利于维持人体正常的血压和血糖。

请对照"江南饮食"的特点，看看你日常饮食是否健康？

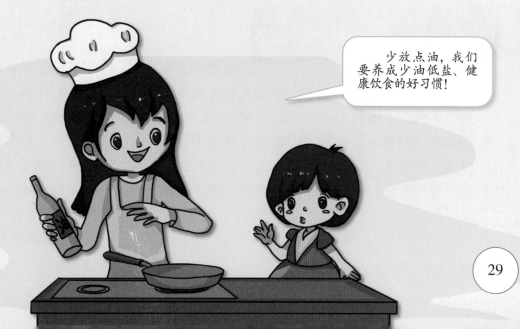

少放点油，我们要养成少油低盐、健康饮食的好习惯！

山珍海味，原指产自山林和海洋的名贵珍稀食物，如燕窝、鱼翅、海参等，常见于古代帝王贵族的盛宴食谱中。因其珍稀难得，人们通常会认为山珍海味就是"高营养"的代名词，但如果过量吃这些所谓"营养价值高"的食物，也会影响人体的健康。

食用海鲜的好处和禁忌

在日常生活中，很多人对海产品的了解主要来自餐桌上的一道道海鲜佳肴。元元最喜欢吃"海鲜大餐"，他觉得不管是鱼类、虾类还是贝类都好吃，并且营养价值高。因此，在爷爷的生日聚会上，他吃了很多龙虾和鲍鱼，吃完后还吃了一些煎炸食物和冰激凌，结果回到家里肠胃就不舒服了，只好半夜起来去医院看急诊。医生给他诊治后说："海鲜性寒，不宜与寒凉油腻食物同吃，以免过度刺激肠胃。另外，不新鲜的海产品尽量不要吃，产生的毒素会给人体健康造成威胁。"

> 我昨天海鲜吃多了，晚上肠胃不舒服了。

> 虽然海鲜不宜多吃，但你知道吗？很多贝类海鲜的外壳却是中医的宝贝呢！

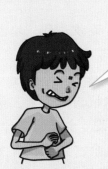

石决明为鲍科动物杂色鲍、皱纹盘鲍、羊鲍、澳洲鲍、耳鲍或白鲍的贝壳，具有平肝潜阳、清肝明目的功效。

海螵蛸为乌鲗动物无针乌贼或金乌贼的干燥内壳，具有固精止带、收敛止血、制酸止痛的功效。外用能收湿敛疮。

牡蛎为牡蛎科动物长牡蛎、大连湾牡蛎或近江牡蛎的贝壳，具有潜阳益阴、镇心安神、软坚散结的功效。煅牡蛎能收敛固涩、制酸止酸。

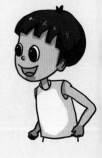

孙思邈治脚气病

传说，长安城里的富翁们患了一种奇怪的疾病，只见脚胫日趋水肿，身倦乏力，众医生诊治均束手无策。于是，请来药王孙思邈。

孙思邈没有贸然下药。为了查明病因，他深入病家厨房仔细观察了10多天，发现这些富翁都同样有喜食精粮的习惯，就建议他们将每日主食改成粗粮糙米，并用一些细谷糠、麦麸皮煎水服用。没想到半个月之后，病人精神好转，脚胫水肿全部消退了。原来，这些富翁患的是脚气病（维生素 B_1 缺乏症），孙思邈是用食疗的方法来治疗。

在孙思邈的《备急千金要方》中有"食治"专篇，收载有果实、蔬菜、谷米、鸟兽等154种食物的性味、功效，是现存最早的营养疗法专篇，奠定了食疗学的基础。

张仲景的"祛寒娇耳汤"

张仲景告老还乡的时候正值冬季，寒风刺骨，雪花纷飞。在白河边上，他看到很多无家可归的灾民面黄肌瘦，衣不遮体。因为寒冷，很多人的耳朵都冻烂了，他心里十分难受。

回到家后，他研制了一个可以御寒的食疗方子，即把羊肉和一些祛寒的药物放在锅里煮熟，捞出来切碎，用面皮包成耳朵的样子再放回原汤继续煮，直至面皮煮熟。因为面皮包好后的样子像耳朵，又因为其功效是为了防止耳朵冻烂，所以张仲景给它取名为"祛寒娇耳汤"。

他叫徒弟在城里的空地上搭了个棚子，支上大锅，为穷人舍药治病，舍的药就是"祛寒娇耳汤"。人们吃了"娇耳"，喝了祛寒汤，浑身发暖，两耳生热，耳朵上的伤便慢慢痊愈了。

近10多年来，人类经历了6次"国际公共卫生紧急事件"，包括2020年发生的新型冠状病毒肺炎疫情。根据科学家的追踪研究，发现引发传染病疫情的病原体大部分来自动物，这与人类和这些动物的密切接触有关。野生动物不是"进补良药"，早在400多年前，明代著名医药学家李时珍就在《本草纲目》中明确指出：吃野味容易染上疾病。

史上最严"禁野令"

2020年2月，为了全面禁止和惩治非法野生动物交易行为，革除滥食野生动物的陋习，维护生物安全和生态安全，有效防范重大公共卫生风险，切实保障人民群众生命健康安全，加强生态文明建设，促进人与自然和谐共生，第十三届全国人大常委会第十六次会议表决通过了《关于全面禁止非法野生动物交易、革除滥食野生动物陋习、切实保障人民群众生命健康安全的决定》。该《决定》明确提出，对违反规定的行为，将在现行法律规定基础上加重处罚。

谁是最佳辩手

让我们组织一场别开生面的友谊辩论赛吧！

全班自愿报名，组成甲队和乙队，并分别选出一辩、二辩和三辩。邀请老师和其他同学担任裁判组，选出裁判长。

论题："禁野令"的发布，是"趋利"还是"远害"。

论点：甲方"禁野令"的意义在于"趋利"。

乙方"禁野令"的意义在于"远害"。

说明：要求参赛辩手能从"趋利"或"远害"的角度，简明扼要地说说自己对"禁野令"的理解（发言时间不超过3分钟）。要求观点明确，举例得当。

裁判组的老师和同学在听完全部辩手的发言后，评选出最佳辩手1～3名，最后由裁判长宣布获奖名单。

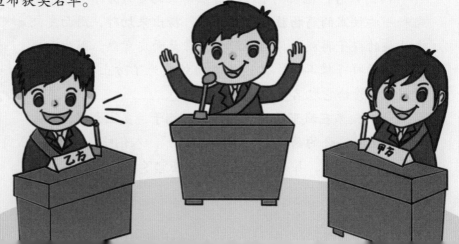

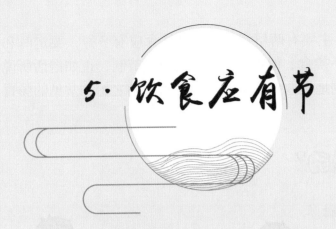

5. 饮食应有节

千百年以来，我国历代医书中有很多关于饮食有节与健康的论述。《黄帝内经》曰："食饮有节，起居有常，不妄作劳，故能形与神俱，而尽终其天年，度百岁乃去。"从中可以看出，古人很早就把"饮食有节制，作息有规律，不过度操劳"视为健康长寿之道，明确提出了"饮食有节"的观点。那么，怎样吃才算"饮食有节"呢？

一日三餐习俗的由来

现代人大多习惯于一日三餐制。但是，早在远古时期，人们并没有定点吃饭的习惯，过着"饥则求食、饱则弃余"的渔猎生活。随着农业和畜牧业的发展，人们的食物有了相对的保障，才逐步形成与生产和生活相适应的用餐制。据专家考证，商代实行两餐制，上午七至九点用餐谓"大食"或"朝食"，下午三至五点用餐谓"小食"。古人讲的"不时，不食"，就是指在不应该进餐的时间不用餐，反之会被认为是一种越礼的行为或特殊的犒赏。

有专家考证，从春秋战国时代起，一日两餐制开始转变为一日三餐制，古人称之为"三食"，后逐步沿袭下来。虽然各地有些不同习俗，但"早餐吃得好，中餐吃得饱，晚餐吃得少"的说法广为流传。你觉得这个说法科学吗？

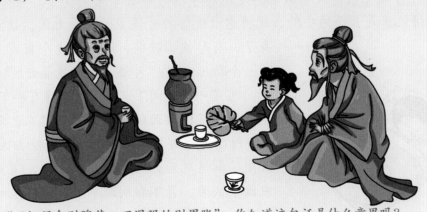

"不饥强食则脾劳，不渴强饮则胃胀"。你知道这句话是什么意思吗？

简单地说，"饮食有节"主要有两层意思：一是饮食应有节律，要定时和定量地吃早、中、晚三餐，不挑食、偏食；二是饮食应有节制，正如俗话所说"吃饭只需七分饱"，应有节制地摄取食物。饮食不节为疾病之始，常见的肠胃疾病都与饮食不当有关系。

把"定额"留给"最爱的"

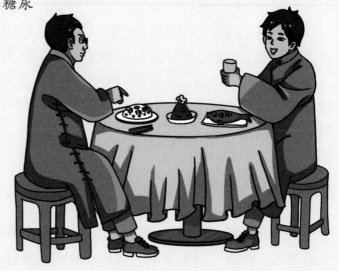

当代文学家梁实秋患有糖尿病，日常十分注意控制饮食。

一天，他和朋友们一起吃饭。熏鱼端上来了，梁先生说他有糖尿病，不能吃带甜味的东西；"冰糖肘子"端上来了，他摇摇头，说里面有冰糖；什锦炒饭端上来了，他还是说不能吃，因为淀粉会转化成糖。最后，八宝饭端上来了，大家都猜他一定不会碰。没想到，梁实秋开心地说："这个我要吃。"朋友提醒他："里面既有糖又有淀粉。"梁先生笑着说："我前面不吃，是为了后面吃啊！因为我血糖高，得忌口，所以必须有节制，把每餐的'定额'留给'最爱的'。"

晚餐少吃睡得香

洋洋喜欢吃肉，放学回家总是抱怨学校的午餐荤菜太少了，吃得不过瘾。外婆觉得他正是长个的年龄，就特意做晚餐的时候多做几个大荤，让洋洋补补

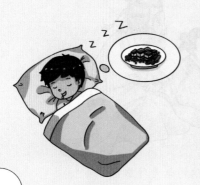

身子。有时候临睡前，还给他煮个夜宵。乐得洋洋一个劲儿地说："外婆，您对我最好！"

可是一段时间下来，洋洋觉得有些不对劲了，晚上睡不沉，白天注意力集中不起来，学习成绩也下降了。这可把妈妈急坏了，带他去医院检查。医生了解情况后，说是"饮食积滞，胃气不和"。中医学认为，胃不和则眠不安，晚餐应吃得清淡一点，不宜吃得过饱，更不要在临睡前吃夜宵。

评一评：他们的做法对不对

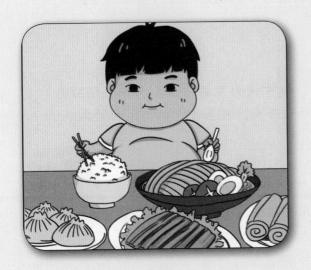

反正是午餐，多吃点没关系！

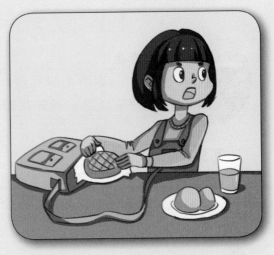

我要减肥，不吃早饭没关系！

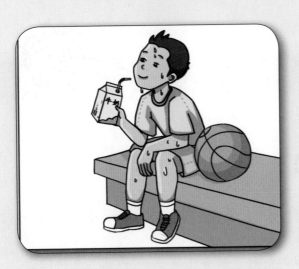

又饿又渴，多喝一点牛奶吧！

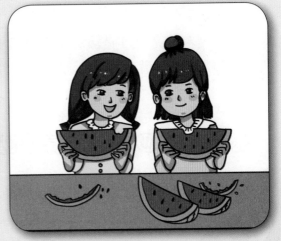

水果营养丰富，多吃一点没关系！

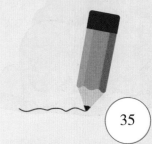

中医学不仅主张饮食有节，还注重顺时而食，认为吃东西要应时令、按季节，"食在当季"。农作物汲取天地之精华，自有生根、发芽、开花和结果的规律。什么时节吃什么果蔬，是对食物的尊重，也是对自己身体的爱护。

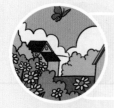

春生

春季是阳气初升，以生发为主的季节。人体生理功能逐渐活跃，新陈代谢日趋旺盛，可多食"助阳"的食品。

夏长

夏季是一年中阳气最旺盛的季节，万物竞相生长。人体新陈代谢旺盛，暑易伤津耗气，可多食清热解暑、生津止渴的食品。

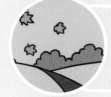

秋收

秋季由阳盛转变为阴盛，为万物成熟收获的季节。人体也开始阳消阴长，可多食甘淡润燥、养肺生津的食品。

冬藏

冬季是虫兽匿藏、草木凋零的季节。人体处于阳气收藏、机体能量储蓄的阶段，可多食敛阴护阳、补温养肾的食品。

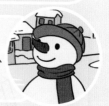

张仲景的四季饮食养生法

"医圣"张仲景认为，一年分四季，不同季节的饮食要随季节变化而改变，才能达到养生的效果。

他提出了"两五配四加新鲜"的养生观点："两五"是指饮食中的主食为五谷相兼，粗细搭配；副食中菜肴的性味与烹制的味道要五味适合，不可偏食、挑食。而"配四"就是指饮食应与四季特点相适应。"新鲜"则是指无论吃什么，都要讲究时令新鲜，且"以净为先"，只有这样才能保证对疾病的预防。

中医学认为，一年四季气候有温热寒凉的变化，会对人体产生一定的影响。只有顺应时令节气的更替和变化，选择吃适宜的食材，才能维持身体健康。

《黄帝内经》中有"司岁备物"理论，指的是要遵循大自然的变化规律采摘备用食物和药物。这样的食物和药物得天地之精气，气味醇厚，营养或药用价值高。植物的生长都有一定的周期，如果违背自然生长规律，就是违背了春生、夏长、秋收、冬藏的阴阳消长规律，会导致植物及其果实寒热不调、气味混乱。因此，中医提倡饮食要应时，慎食反季节及未成熟的谷食果蔬。

反季节蔬果的食用安全

随着高科技的发展，原本在某一季节才上市的蔬菜和水果，如夏季的西瓜、秋季的西红柿等，如今一年四季都可以吃到。这些反季节蔬果的出现，虽然丰富了我们的餐桌，但也带来了安全隐患。那么，吃反季节蔬果到底安全吗？

请记住，按照国家质量标准栽培的反季节的水果和蔬菜，如主要通过大棚设施、提高室温等手段改变生长环境，从而让植物的成熟季节提前的品种，其品质和正常季节产的水果并没有多大区别，食用是安全的。但是，市场上还有一些水果和蔬菜，是超量、超标使用催熟剂或其他激素类药物催熟、保鲜的，这样的食物吃了有百害而无一益，尽量不要食用。

菜名：＿＿＿＿＿
食材：＿＿＿＿＿

请你为家人做道时令菜。

此外，还当注意饮食有洁，养成文明用餐的好习惯。2020 年席卷全球的新型冠状病毒肺炎疫情暴发以后，随着公共卫生意识的普遍提高，人们在各种餐饮场所就餐，慢慢习惯了分餐制。即使是家庭或朋友聚餐，也开始使用公筷和公勺，不再用私勺、私筷触碰共享餐盘里的食物。分餐制的推广，使我们的饮食更卫生、更健康。

可上溯到史前时代的分餐制

我国早在商周时期就出现了分餐制，古人分餐进食，一般都是席地而坐，面前摆着一张低矮的小食案，案上放着轻巧的食具，重而大的器具则直接放在席子外的地上。

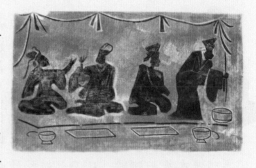

被称为"战国四公子"之一的孟尝君以好客、好善、乐施闻名于天下。他喜欢结交天下的贤士豪杰，因此天下的有志之士纷纷向他投奔而来，最多时他家食客达三千多人。孟尝君对食客不分贵贱、一视同仁，提供的饮食待遇与自己相同。

当时，孟尝君的府上实行一人一案的分餐制，有一食客怀疑饭食与主人不等，去找孟尝君说理，看见孟尝君案上的饭食与自己并无差别，只得低下头来，无地自容。

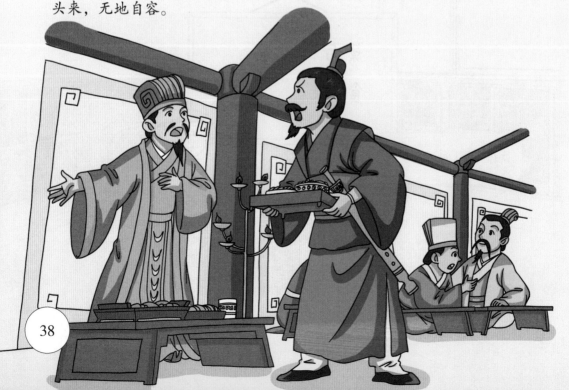

细嚼慢咽的好处

小骏吃饭很快，一会儿就风卷残云般地吃完了，他抬头对坐在一边的妹妹说："你不能吃快点吗？我们可以早点开始看动画片。"小妹慢条斯理地咽下嘴里的饭菜后说："你不知道细嚼慢咽是一种良好的饮食习惯吗？吃饭的时候要把饭菜嚼细咽下去，才对身体有利。如果狼吞虎咽，就会加重肠胃的负担。"妈妈很开心地点点头说："是呀，小妹说得很对！中医认为，饮食缓嚼对用餐者有三大好处：增强营养吸收，保护肠胃，不致吞食噎咳。"小骏不好意思地低下头。

中医学认为食治则身治。药王孙思邈说过："安身之本，必资于食……不知食宜者，不足以存生也。"饮食不仅关系健康，还是一种凝聚了历代中华儿女智慧和经验的文化，值得发扬光大！让我们根据家人的身体状况，选择合适的食物和健康的烹调方法，为全家做一道健康午餐吧！别忘了，要提倡使用公筷和公勺哦！

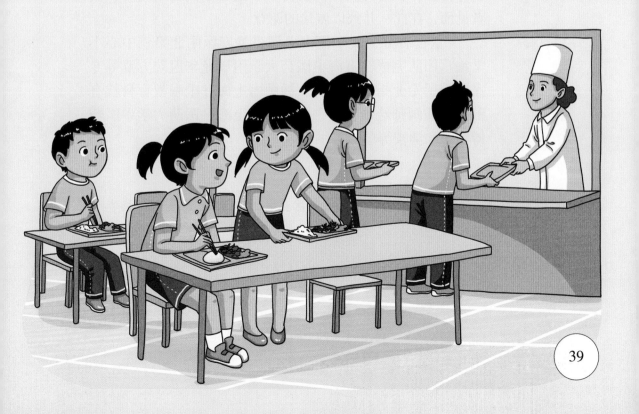

后 记

2020 年 3 月，在我国取得抗击新冠肺炎疫情阶段性成果的形势鼓舞下，上海教育出版社、上海科学技术出版社、上海中医药大学中医药博物馆、上海中医药大学附属龙华医院联合启动了"小学生中医药传统文化教育系列"的编撰工程。

承担系列丛书文字编写任务的团队都是近年来已经开设中医药课程或开展相关科技活动的学校和少科站教师，他们的加入为系列丛书融入了鲜活的上海基础教育的先进理念和成功经验。来自上海中医药大学中医药博物馆和上海中医药大学附属龙华医院等单位的中医药专家，分别从不同的专业角度对系列丛书的科学性进行严格把关。两家出版社的编辑团队，则承担了精心策划、编辑、设计和印制等任务。在各方共同的努力下，这套系列得以与广大读者见面，在此一并致以诚挚的谢意。

《饮食有方》文字稿由上海市静安区闸北第三中心小学编写团队完成，上海中医药大学附属龙华医院方泓等专家给予了专业指导和支持，插画由上海呼啦啦教育科技有限公司插画师绘制，书中的照片由上海中医药大学中医药博物馆和学校等单位提供。

"小学生中医药传统文化教育系列"编委会

2021 年 7 月